Cauê Vazquez La Scala Teixeira

I0422152

**Métodos avançados
de treinamento para**

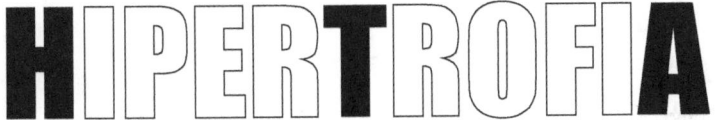

2ª Edição - Atualizada e Ampliada

CreateSpace

2015

Métodos avançados de treinamento para hipertrofia - 2ª edição atualizada e ampliada

Copyright © 2015 by CreateSpace

Nenhuma parte desse livro pode ser reproduzida ou transmitida por qualquer meio, sem autorização prévia por escrito do autor/editor. Sua comercialização também não é permitida por outros meios que não os autorizados pelo autor/editor.

Como citar:

Teixeira, CVLS. Métodos avançados de treinamento para hipertrofia. 2 ed. CreateSpace, 2015.

Inclui bibliografia
ISBN: 978-1512348798

Criação da capa: Paulo Henrique Farias - Publicitário e Designer

Dedico esse livro a todos aqueles que contribuíram e contribuem, direta ou indiretamente, consciente ou inconscientemente, para a minha evolução profissional e constante busca pela excelência. Em especial, aos meus pais, avós, irmão, esposa e filho. Vocês são a minha inspiração.

APRESENTAÇÃO

Sou declaradamente apaixonado pela musculação e minha relação com a modalidade começou cedo, mais precisamente, na adolescência. Naquela época, meu objetivo era ficar "grande" e nada melhor que a musculação para me proporcionar hipertrofia muscular. Comecei a treinar muito antes de me tornar profissional de Educação Física e, no início, o meu conhecimento foi alimentado por revistas de treinamento, vídeos de atletas de fisiculturismo, experiências de praticantes mais velhos e de parceiros de treino. Não posso negar que essa vivência me foi útil.

Porém, ao ingressar na faculdade e me deparar com um bombardeio de informações técnicas e científicas, meu senso crítico ficou aflorado e desenvolvi um espírito bastante questionador.

De lá pra cá, passei a resgatar todas as vivências anteriores que tive na musculação e confrontá-las com o que vinha aprendendo diariamente. Percebi que as crenças e o empirismo tinham sido meus fiéis companheiros até então, desde a manipulação das variáveis mais simples até as "aventuras" com suplementos alimentares.

No entanto, em meio a todas as respostas que estava recebendo da ciência, percebi que algo ainda carecia de investigações: os famosos métodos avançados de treinamento.

Aquelas combinações "malucas" que copiávamos e inventávamos na academia para desgastar os músculos e fazê-los crescer eram totalmente empíricas. Pouco se conhecia sobre seus efeitos fisiológicos e sobre sua suposta superioridade em relação ao modelo convencional.

Mas, há pouco mais de uma década, consideráveis avanços científicos possibilitaram uma melhor compreensão dos efeitos de diferentes métodos de treinamento sobre a hipertrofia muscular. Assim, o que faltava era um material que sintetizasse essas informações de forma clara, a fim de facilitar o acesso por parte do grande público apaixonado pela musculação. Não falta mais!

Nesse livro, apresento informações referentes aos métodos avançados de treinamento em musculação, explorando suas formas de execução e analisando especificamente seus efeitos sobre a hipertrofia muscular (e fatores relacionados). Espero que, com as informações aqui apresentadas, o aproveitamento dos métodos seja mais inteligente e produtivo.

Cabe ressaltar que, em hipótese alguma, as leituras e pesquisas sobre o assunto se esgotam aqui. Assim, que esse livro sirva de incentivo para novos e mais profundos estudos.

Boa leitura!

PREFÁCIO

Costumo sempre comentar que a Ciência sem aplicação prática é incompleta e a prática sem o respaldo da Ciência pode ser incorreta. A partir daí, me sinto feliz e honrado pelo convite para elaborar o Prefácio da obra Métodos Avançados de Treinamento para Hipertrofia.

Ao longo de décadas de Treinamento de Força de forma sistematizada, treinadores, atletas e cientistas do esporte vêm procurando estratégias de treinamento que possam potencializar o estímulo das cargas possibilitando ajustes positivos e potencializando os resultados, inclusive em indivíduos mais treinados. Assim, surgem dezenas de denominados métodos avançados de treinamento para hipertrofia muscular. A obra descreve a forma de realização dos principais desses métodos, destacando seus objetivos e quando utilizá-los na estruturação do processo de treinamento - Periodização. Além disso, apresenta fundamentação teórica, através de evidências científicas, para aqueles métodos que já foram objeto de investigação por parte de artigos científicos publicados. Quanto ao autor, Cauê La Scala Teixeira, sou testemunha da sua evolução profissional, desde os tempos da graduação até os dias atuais, sempre em busca de aperfeiçoamento e atualização, aberto à discussão e sugestão. Paralelo a isso, sou testemunha de sua experiência prática adquirida desde os tempos de adolescente, quando começou a praticar musculação na mesma academia que eu, a Sparta Halteres Clube, em Santos, SP. Para finalizar, devo dizer que me sinto extremamente recompensado quando o autor agradece por eu ter tido alguma participação em seu desenvolvimento profissional. Obrigado Cauê!

Quanto a você leitor, aproveite a obra, garanto uma excelente leitura.

Prof. Me. Dilmar Pinto Guedes Júnior

SUMÁRIO

INTRODUÇÃO

A prática da musculação é cercada de crenças e aspectos culturais que servem como paradigmas para a prescrição do treinamento. Essa característica se deve ao fato de que a ciência relacionada ao exercício físico demorou a explorar o entendimento sobre os exercícios resistidos. Em décadas passadas, pesquisadores dedicavam, quase que exclusivamente, tempo e dinheiro para as investigações científicas que possibilitavam entendimento sobre adaptações decorrentes dos exercícios aeróbios, fato que contribuiu para que esses exercícios fossem considerados, por muito tempo, como os principais para a promoção de saúde do homem.

No entanto, nessa época, mesmo com carência de evidências científicas, adeptos da musculação já sabiam que os exercícios resistidos proporcionavam adaptações as quais o treinamento aeróbio não contemplava nas mesmas proporções. O exemplo mais evidente é o aumento da força e massa muscular. Esses mesmos adeptos percebiam também que, se mantivessem as rotinas de treinamento por longos períodos, sem que houvessem grandes modificações, as respostas orgânicas tendiam a se estabilizar e, até mesmo, regredir.

Nesse contexto, ganha espaço a figura do canadense Joe Weider, um dos pioneiros do fisiculturismo. Joe, no final da década de 1930, foi o responsável por sistematizar um modelo de treinamento direcionado ao aumento da massa muscular (hipertrofia) e popularizar o que ficou conhecido na época como culturismo.

Com forte embasamento empírico, tendo em vista que a ciência relacionada ao exercício, principalmente ao exercício resistido, estava engatinhando, Joe e seus contemporâneos criaram muitos dos métodos que conhecemos e praticamos até hoje na musculação. O objetivo dos métodos era possibilitar variações de estímulos físicos e motivacionais, a fim de evitar/quebrar platôs, tanto no rendimento, como na disposição para treinar.

Todavia, a ciência do exercício resistido evoluiu muito nas últimas décadas e, apesar de ainda carecer de mais evidências, muitos aspectos relacionados aos métodos de treinamento em musculação foram investigados e elucidados. Mesmo assim, o empirismo ainda é forte entre praticantes de musculação, o que nos faz conviver, inclusive atualmente, com situações como as mencionadas abaixo:

- "Meu amigo treinou desse jeito e deu certo. Vou treinar assim também!"
- "Assisti ao treino do atual Mr. Olympia na internet. Se eu treinar igual, ficarei igual a ele!"
- "Vi o treino de uma atriz e modelo em uma revista. Os resultados foram ótimos. Vou copiar!"

Após o reconhecimento da Educação Física pela área da saúde, há quase duas décadas, a visibilidade sobre os profissionais e, consequentemente, a responsabilidade dos mesmos aumentaram. Esse fato contribuiu para que o olhar científico sobre a área também crescesse e assim, muitas das práticas que antes eram baseadas no empirismo, começaram a ser investigadas.

Nesse cenário, os diferentes métodos de treinamento para hipertrofia despertaram o interesse de pesquisadores da área do exercício resistido e a produção científica relacionada a essa temática evoluiu. Hoje, apesar de ainda carecermos de elucidações sobre diversos fatores, tivemos avanços consideráveis sobre os efeitos fisiológicos de diferentes métodos de treinamento.

Sendo assim, o objetivo desse livro é explorar os métodos avançados de treinamento em musculação em seus detalhes técnicos e científicos, com base na grande experiência prática do autor, como praticante e treinador, associada aos achados científicos mais atuais e relevantes sobre o tema. A abordagem é direcionada para a hipertrofia muscular.

Cabe ressaltar que a ideia não é esgotar o tema, haja vista que a quantidade de artigos científicos disponíveis na literatura sobre os métodos apresentados é pequena e muitos outros métodos ainda não foram investigados. Assim, o intuito é somar e incentivar novas produções.

Desejo ao leitor um excelente aproveitamento do material. Boa leitura e ótimos treinos!

CAPÍTULO 1
Princípios biológicos do treinamento

Os princípios biológicos do treinamento são relatados há muito tempo na literatura específica. Esses princípios funcionam como norte para a prescrição de qualquer tipo de treinamento físico, pois estão atrelados a características biológicas e fisiológicas dos seres humanos.

Quando nos referimos ao treinamento direcionado a praticantes de musculação de nível avançado, o entendimento de alguns princípios ganha ainda mais importância. Nesse capítulo, serão evidenciados os princípios mais relevantes para a prescrição do treinamento direcionada a esses praticantes.

Princípio da sobrecarga progressiva

Esse princípio afirma que, para que ocorra adaptação no organismo, é previamente necessário um estímulo que perturbe o seu estado de equilíbrio dinâmico, referido por alguns como homeostase. Diante dessa perturbação, o organismo inicia uma série de reações que visam restabelecer o estado de equilíbrio dinâmico (Teixeira e Guedes Jr., 2009).

No treinamento físico, essas perturbações são denominadas sobrecarga. Essa sobrecarga proporciona níveis de estresse que perturbam a homeostase e, após o estímulo, sendo o organismo submetido a repouso e alimentação em níveis adequados, a homeostase é restabelecida e os níveis de aptidão física se elevam (supercompensação) (Teixeira e Guedes Jr., 2009; 2013).

Porém, com o passar do tempo, o organismo vai ficando menos responsivo à sobrecarga, havendo então a necessidade de aumentá-la de forma gradativa, para que o estresse continue estimulando adaptações progressivas.

Princípio da variabilidade

Estímulos de magnitudes semelhantes, se mantidos por longo período, passam a não proporcionar adaptações contínuas ao organismo. Além disso, há o risco de reversão das adaptações, caso os períodos de manutenção de estímulos sejam extremamente prolongados. A isso, dá-se o nome de continuidade/reversibilidade (Pereira e Souza Jr., 2005).

Essa característica biológica reforça a necessidade de variação constante nos estímulos, através da manipulação do volume e, principalmente, da intensidade do treinamento. Essa necessidade se torna mais evidenciada em praticantes experientes (Teixeira e Guedes Jr., 2009).

Diversos estudos da área de periodização do treinamento afirmam que uma maior frequência na variação de estímulos pode ser uma importante característica para potencializar os resultados. Nesse sentido, modelos de periodização ondulatória diária tem se mostrado bastante eficientes (Minozzo et al., 2008; Fleck, 2011). Dessa forma, alternar sessões de treino não somente explorando métodos diferentes, mas principalmente estímulos diferentes (ora tensionais, ora metabólicos, ora mistos; ver Capítulo 3) pode ser uma estratégia interessante para proporcionar constantes adaptações hipertróficas.

Princípio da individualidade biológica

Todo ser é único e responde de forma única a diferentes estímulos. Assim, estímulos iguais podem proporcionar adaptações diferentes em dois organismos distintos (Pereira e Souza Jr., 2005).

Por isso, nenhuma publicação científica substitui as avaliações individuais do praticante. A ciência deve servir como norte, mas não garante que os resultados observados nos estudos sejam 100% reprodutíveis em toda população.

Dessa forma, convém avaliar e reavaliar as condições físicas do praticante com certa periodicidade, a fim de adequar a rotina de treinamento à capacidade e velocidade de adaptação do mesmo. Lembre-se que o melhor é sempre o que melhor atende aos objetivos e necessidades do praticante.

CAPÍTULO 2
Hipertrofia muscular

Entende-se por hipertrofia muscular o aumento da área de secção transversa do músculo. É um fenômeno decorrente da exposição repetida do músculo a um fator estressor. No caso do treinamento, o fator estressor é a contração muscular e as respostas agudas e crônicas associadas a ela.

Nesse contexto, o treinamento para hipertrofia explora estresse tensional/mecânico e metabólico (ver páginas seguintes), que são entendidos pelo organismo como ameaças ao estado de equilíbrio dinâmico e à integridade das células. Diante disso, respostas fisiológicas são organizadas no intuito de promover adaptações estruturais que possibilitem ao organismo suportar novos fatores estressores com menos sofrimento. No caso específico da hipertrofia muscular, tais adaptações estão relacionadas ao aumento da área de secção transversa do músculo esquelético.

Esse aumento acontece em virtude de dois fatores (Guedes Jr. et al., 2008):

- Hipertrofia das fibras musculares: aumento da área de secção transversa das fibras em decorrência do aumento no tamanho e quantidade de miofibrilas;

- Hiperplasia das fibras musculares: aumento da quantidade de fibras musculares.

Dentre os dois fenômenos citados acima, a hipertrofia das fibras parece ser a principal responsável pelo aumento do tamanho do músculo. Até o momento, ainda não existem fortes evidências de que a hiperplasia aconteça em condições normais em seres humanos (Teixeira e Guedes Jr., 2009) e, mesmo que aconteça, não contribui com mais de 5% no aumento total da massa muscular (Fleck e Kraemer, 2006).

Estresse tensional/mecânico

Previamente ao entendimento dos diferentes tipos de estresse, cabe ressaltar que ambos acontecem simultaneamente, ou seja, é impossível um exercício ou um método de treinamento explorar somente um tipo de estresse. Porém, de acordo com a combinação das variáveis agudas de treinamento, pode-se enfatizar um ou outro tipo de estresse, sendo que ambos apresentam potencial semelhante para promover hipertrofia muscular (Mitchell et al., 2012; Schoenfeld, 2013).

Uma das formas através das quais o exercício resistido estimula a hipertrofia é o estresse tensional ou mecânico. Como o nome nos leva a crer, está relacionado ao elevado nível de tensão imposto à musculatura esquelética.

Para explorar o estresse tensional com objetivo relacionado à hipertrofia, a forma mais convencional é o treinamento com cargas externas elevadas. Suas características podem ser resumidas abaixo:

- Cargas elevadas: geralmente, maiores que 60% de 1 repetição máxima (1RM)
- Poucas repetições: geralmente, menos que 8-10RMs
- Intervalos longos: geralmente, entre 1 e 3 minutos
- Ênfase nas ações excêntricas

O estímulo à síntese proteica miofibrilar através do estresse tensional se dá, principalmente, por dois fatores (Schoenfeld, 2010):

- Mecanotransdução: transformação de energia mecânica (contração muscular) em sinalizações químicas que desencadeiam o processo de estimulação das vias Akt/mTOR (síntese proteica miofibrilar);
- Microlesões: lesões microscópicas localizadas em estruturas celulares (sarcolema, sarcômero) decorrentes da contração muscular com sobrecarga (principalmente excêntrica), desencadeando processo inflamatório, proliferação e migração das células satélites.

Esse tipo de estresse tem sido o mais reportado nas recomendações clássicas de treinamento para hipertrofia muscular, que direcionam para a utilização de cargas elevadas, entre 60 e 100% de 1RM (ACSM, 2009).

Estresse metabólico

Outra forma de estimular a hipertrofia muscular através do treinamento resistido se dá através do estresse metabólico. Nesse tipo de treinamento, geralmente as cargas utilizadas são mais baixas, aumenta-se o tempo sob tensão e os intervalos entre séries são reduzidos, conforme abaixo:

- Cargas leves/moderadas: geralmente, menores que 60% de 1RM
- Muitas repetições: geralmente, mais que 15RMs
- Intervalos curtos: geralmente, menores que 1 minuto
- Ênfase nas ações concêntricas e isométricas

Em um programa comum de treinamento resistido para hipertrofia, as séries apresentam uma duração que varia entre 20 e 40 segundos. Para execução de contrações musculares com esse tempo de duração, a principal via metabólica mobilizada é a anaeróbia lática (glicólise anaeróbia). A utilização da glicose como fonte de energia através do metabolismo anaeróbio contribui para o aumento de metabólitos no meio intracelular (lactato, H^+). Se os intervalos não forem suficientes para remoção desses metabólitos, seus níveis intracelulares tendem a aumentar a cada série, e esse pode ser um importante estímulo para sinalização de síntese proteica. O acúmulo de metabólitos leva também ao inchaço celular, fator que também contribui para o aumento da taxa de síntese proteica.

Além disso, os tempos prolongados de contração muscular associados aos pequenos intervalos entre as séries, promovem um ambiente de isquemia e hipóxia no músculo (diminuição do aporte de sangue e oxigênio), aumentando a produção de espécies reativas de oxigênio e elevando a secreção de hormônios atuantes no processo de hipertrofia muscular.

Em suma, o estresse metabólico está relacionado com a depleção de substratos energéticos, acúmulo de metabólitos no meio intracelular, inchaço celular, isquemia, hipóxia e aumento da produção de espécies reativas de oxigênio (Schoenfeld, 2010).

Apesar da crença comum direcionar para a utilização de cargas elevadas para hipertrofia muscular, estudos recentes tem afirmado que a utilização de cargas baixas (ex. 30% de 1RM), desde que mobilizadas até fadiga voluntária, pode proporcionar respostas agudas e crônicas semelhantes ao treinamento tradicional de hipertrofia quanto à sinalização de síntese proteica miofibrilar e aumento da área de secção transversa muscular, tanto em iniciantes (Burd et al., 2012;

Leonneke, 2012; Schoenfeld, 2013), como em sujeitos bem treinados (Schoenfeld et al., 2015).

Ogborn e Schoenfeld (2014) acrescentam que as fibras musculares do tipo I, apesar de menores, apresentam potencial de crescimento (hipertrofia). Porém, no modelo de treinamento tensional (ênfase em altas cargas), apesar de todas as fibras serem recrutadas, somente as fibras do tipo II são estimuladas ao máximo quando se atinge a falha concêntrica. Os autores alegam que, como as fibras do tipo I são mais resistentes à fadiga, elas teriam possibilidade de prolongar o esforço, porém, com a "falência" das fibras do tipo II, a capacidade de mobilização de altas cargas fica prejudicada e a série é interrompida, não estimulando ao máximo as fibras do tipo I. Dessa forma, treinar até a falha concêntrica com baixas cargas em determinados períodos pode promover maiores estímulos a esse tipo de fibra e, consequentemente, elevar a contribuição das mesmas para o aumento da área de secção transversa do músculo como um todo.

CAPÍTULO 3
Métodos avançados de treinamento

Entende-se por método de treinamento a maneira pela qual se combinam as variáveis agudas de treinamento (exercícios, ordem, séries, repetições, intervalos entre séries, velocidade de execução, ações musculares), a fim de proporcionar diferentes estímulos fisiológicos e motivacionais.

Como a variação do treinamento é uma necessidade real, os métodos recebem posição de destaque nas academias de musculação, principalmente dentre praticantes experientes.

Como já dito na introdução desse livro, a maioria dos métodos de treinamento foi criada por praticantes e treinadores de décadas passadas, principalmente, envolvidos com o fisiculturismo. A ideia sempre esteve focada na maximização da hipertrofia muscular.

Nessa época, como o entendimento acerca da fisiologia do exercício estava no princípio, a base para criação dos métodos era o empirismo. Tentativas falhas eram modificadas até que os resultados fossem satisfatórios. Assim, a experiência prática e os resultados observados por quem criava e praticava os métodos serviram como respaldo para disseminação dos mesmos pelo mundo.

Atualmente, observa-se um crescente interesse da comunidade científica em investigar esses diferentes métodos de treinamento em musculação, a fim de possibilitar, além do respaldo prático, bases científicas para melhor entendimento, direcionamento e aproveitamento dos mesmos para hipertrofia. Esse interesse, apesar de recente, já contribuiu com algumas elucidações importantes.

Sendo assim, as páginas que seguem, explorarão conceitos técnicos e evidências científicas acerca dos métodos avançados de treinamento em musculação. Cabe ressaltar que esse material não objetiva cessar as dúvidas sobre os mesmos, mas sim, apresentar o que se tem disponível em termos de informação de qualidade, além de incentivar investigações futuras.

O critério para inclusão dos métodos nesse livro foi o encontro de evidências cientificas sobre hipertrofia muscular e aspectos relacionados. Dessa forma, muitos métodos populares não são citados, pois não foram encontrados estudos relacionados aos mesmos e os seus efeitos sobre a hipertrofia, o que não descarta a possibilidade de serem eficientes para tal propósito.

Os métodos apresentados serão divididos pela característica principal relacionada ao tipo de estresse enfatizado. Assim, as divisões incluem métodos que enfatizam o estresse tensional, que enfatizam o estresse metabólico, mistos (exploram os dois tipos de estresses) e indefinidos (podem ser executados de forma a enfatizar qualquer tipo de estresse, de acordo com a manipulação das variáveis). É importante frisar que estresse tensional e metabólico acontecem simultaneamente e se confundem no processo de indução da hipertrofia. A divisão proposta nesse livro é baseada na ênfase e não na exclusividade do estresse, no intuito de possibilitar melhor definição das características das sessões de treino, possibilitando variações mais conscientes e consistentes. Tal divisão não é rígida, sendo possível, portanto, explorar os métodos de formas diferentes das mencionadas nesse livro.

Métodos que enfatizam o estresse tensional

Repetições negativas

- Objetivos: enfatizar a fase excêntrica, no intuito de elevar os níveis de tensão e, consequentemente, a incidência de microlesões e a mecanotransdução.

- Execução: o método é baseado na utilização de cargas maiores que 1RM (supramáximas), no intuito de explorar os maiores níveis de tensão observados nas ações excêntricas; as cargas costumam variar entre 105 e 125% de 1RM; para mobilização da carga, parceiros de treinam auxiliam o levantamento da mesma na fase concêntrica e o praticante executa a fase excêntrica sozinho, frenando a mesma (geralmente, com velocidades lentas/controladas); a execução deve ser conduzida até falha excêntrica (incapacidade de controlar a velocidade na fase excêntrica).

- Evidências científicas: Schoenfeld (2011) cita que grande parte das pesquisas afirma que o treinamento excêntrico proporciona maiores ganhos em hipertrofia quando comparado ao treinamento concêntrico e isométrico. Ainda de acordo com o autor, o treinamento excêntrico está associado com uma resposta mais rápida de síntese proteica, maiores expressões de IGF-1 e níveis mais pronunciados de p70s6k. A provável explicação se dá sobre o fato da maior incidência de microlesões e no desencadeamento do processo inflamatório decorrente. Keogh et al. (1999) comparou a eficácia de alguns métodos sobre variáveis agudas relacionadas à força e hipertrofia e concluiu que o treinamento negativo pode ser interessante para hipertrofia, pois apresenta tempo sob tensão maior que outros métodos. Apesar desses efeitos relatados, poucos estudos investigaram os efeitos do treinamento excêntrico com cargas supramáximas em equipamentos tradicionais (ex.: pesos livres), principalmente em âmbito crônico. No intuito de sintetizar os resultados das investigações prévias, Roig et al. (2009) conduziram estudo de revisão com metanálise comparando a eficácia entre treinamento concêntrico e excêntrico sobre o aumento da massa muscular. Apesar de poucas investigações originais utilizarem protocolos semelhantes ao sugerido nesse livro (cargas supramáximas), os resultados sugerem que o treinamento excêntrico com cargas elevadas é mais eficiente que o concêntrico em promover aumento de perímetro e área de secção transversa muscular.

- Considerações do autor: pela mobilização de cargas elevadas, sugere-se sua aplicação exclusiva em indivíduos avançados, pois o estresse articular é extremamente alto; pelos elevados níveis de tensão observados, geralmente, o número de repetições e séries (volume) é baixo, bem como a frequência semanal de treinamento para cada grupo muscular; a ênfase na fase excêntrica provoca alta sensação de dor muscular tardia, sugerindo sua aplicação somente em indivíduos que tolerem essa condição.

Repetições forçadas

- Objetivos: prolongar o tempo sob tensão diante da mobilização de cargas elevadas, utilizando auxílio de um parceiro de treino.
- Execução: executa-se a série do exercício até a falha concêntrica e, a partir desse momento, realiza-se de duas a três repetições adicionais com o auxílio de um parceiro de treino na fase concêntrica do movimento,

sendo que a fase excêntrica é executada sem auxílio; uma possível variação do método consiste na execução de repetições forçadas (com auxílio) até atingir a falha excêntrica; geralmente, cargas elevadas são utilizadas, o que caracteriza a ênfase sobre estresse tensional.

- Evidências científicas: Frois e Gentil (2011) conduziram estudo de revisão, no qual incluíram 5 artigos originais diretamente relacionados ao método. A conclusão dos autores foi que tal método é eficiente em promover aumento na secreção dos hormônios do crescimento (GH) e testosterona, além de impor maior estresse ao músculo que métodos tradicionais, gerando mais microlesões. No entanto, necessita-se de mais estudos longitudinais envolvendo o método.

- Considerações do autor: a execução de repetições após a falha concêntrica tende a prejudicar a técnica do movimento, dessa forma, a aplicação desse método deve ser direcionada a indivíduos que apresentem pleno domínio das técnicas de execução; considerando o maior estresse imposto ao organismo, não é aconselhável executar o método por períodos prolongados.

Pausa-descanso (rest-pause)

- Objetivos: possibilitar o aumento do volume de treinamento sob condições de alta intensidade, através de pequenos intervalos de recuperação em meio a série.

- Execução: utilizando cargas elevadas, realizar repetições até a falha concêntrica; após atingir a falha, descansar por 5 a 15 segundos e retomar a série, executando repetições novamente até a falha concêntrica; o procedimento de pausa-descanso pode ser repetido por duas ou três vezes ou até a impossibilidade de execução de repetições. Exemplo:

Série	Repetições/Intervalos
1ª	6-8 RMs
	10" intervalo
	Repetições até a falha
	10" intervalo
	Repetições até a falha
Intervalo	
2ª	...

- Evidências científicas: Grande parte dos estudos envolvendo o pausa-descanso utilizou o método em formato diferente do proposto nesse livro, adotando-se intervalos entre as repetições, o que não se mostra interessante para hipertrofia muscular (Giessing et al., 2014). Poucos estudos investigaram os efeitos do método no formato como é descrito nesse livro. Marshall et al. (2012) compararam os efeitos de três métodos distintos no exercício de agachamento sobre ativação de músculos da coxa e quadril, além de verificarem o nível de fadiga após a execução. Os métodos foram: tradicional com intervalos longos (5 séries de 4 repetições com 3 minutos de intervalo entre séries), tradicional com intervalos curtos (5 séries de 4 repetições com 20 segundos de intervalo entre séries) e pausa-descanso (execução até a falha, seguida de intervalo de 20 segundos e nova execução até a falha, repetindo até alcançar o volume total de 20 repetições). A carga utilizada nos três métodos foi de 80% de 1RM. O método pausa-descanso apresentou os maiores níveis de ativação muscular dentre os métodos, sem induzir maior fadiga após a execução. Dessa forma, especula-se que o método seja interessante para hipertrofia, devido ao aumento da ativação muscular. Estudos longitudinais são necessários para confirmação da hipótese.

- Considerações do autor: a execução de repetições após a falha concêntrica tende a prejudicar a técnica do movimento, dessa forma, a aplicação desse método deve ser direcionada a indivíduos que apresentem pleno domínio das técnicas de execução; altos níveis de tensão, mantidos por períodos mais prolongados que o normal, tendem a elevar demasiadamente a pressão arterial e, diante da interrupção do estímulo, pode haver uma resposta "rebote" do organismo, diminuindo drasticamente os níveis pressóricos, podendo ocasionar tontura após a série.

Métodos que enfatizam o estresse metabólico

Oclusão vascular parcial (Kaatsu training)

- Objetivos: elevar o estresse metabólico e o nível de ativação muscular em treinamentos com baixas cargas, através da realização de exercícios sob condição de fluxo sanguíneo restrito.

- Execução: restringir o fluxo sanguíneo (ocluir totalmente o fluxo venoso e restringir parcialmente o fluxo arterial), através da utilização de manguito inflável com manômetro acoplado, colocado na parte proximal do membro a ser mobilizado no exercício (braços: próximo à axila; coxas: próximo ao ligamento inguinal); o aparelho deve ser inflado até atingir pressão equivalente a 60-80% da pressão de oclusão total ou valores entre 50 e 200 mmHg; realizar o exercício sob essa condição, utilizando cargas baixas (geralmente, entre 20 e 50% de 1RM) e mantendo a pressão durante a realização do mesmo, executando até a falha concêntrica; manter a pressão ao longo das séries do mesmo exercício (2 a 4 séries), retirando a pressão na troca de exercícios; adotar intervalos curtos entre as séries do mesmo exercício (30-60 segundos) e longos entre exercícios (aproximadamente 5 minutos).

- Evidências científicas: O *Kaatsu training* é um dos métodos que tem sido mais investigados recentemente e os resultados das pesquisas demonstram eficiência e segurança em sua utilização. No intuito de sintetizar os resultados prévios da literatura, Pope et al. (2013) publicaram uma breve revisão sobre o método, resumindo seus efeitos sobre aspectos fisiológicos, morfológicos e funcionais. Os autores concluíram que o treinamento com baixas cargas associado à oclusão vascular pode proporcionar adaptações em níveis semelhantes ao treinamento com cargas elevadas (aumento de força e massa muscular), sendo interessante para pessoas que não desejam mobilizar cargas elevadas, seja por restrição física ou por opção momentânea. Um fato interessante é que as adaptações são observadas não somente nos músculos próximos à oclusão, mas também em músculos distais. Scott et al. (2015) acrescentam que os resultados do treinamento em sujeitos saudáveis podem ser maximizados se o método for combinado/alternado com o treinamento convencional com altas cargas. O uso de materiais alternativos para proporcionar a oclusão vascular (ex.: elásticos) tem sido investigado e, até o presente momento, desde que a pressão seja controlada, o método parece igualmente seguro e eficiente (Wilson et al., 2013; Lowery et al., 2014). No caso do uso de elásticos, Wilson et al. (2013) sugerem a adoção de uma escala de percepção subjetiva de pressão, com valores entre 0 e 10. Nessa escala, a percepção equivalente a 7 parece ser a ideal para o treinamento (sensação de pressão, sem dor).

- Considerações do autor: pela restrição do fluxo sanguíneo, o acúmulo de metabólitos no músculo é elevado, aumentando a sensação aguda de dor e queimação, portanto, aplicar somente em pessoas que tolerem essa condição; pelas características de baixas cargas e volume reduzido em comparação à situação sem oclusão vascular, a sobrecarga sobre articulações e estruturas não contráteis é bastante atenuada; a pressão de oclusão deve ser ajustada a cada série; antes da aplicação prática do método, independente do equipamento utilizado, sugere-se a leitura, na íntegra, dos artigos supracitados.

Isodinâmico (oclusão vascular adaptada)

- Objetivos: elevar o estresse metabólico em treinamentos com baixas cargas, através da realização de contração isométrica máxima prévia à execução da série dinâmica.

- Execução: Sustentar por 15 a 20 segundos uma contração voluntária isométrica máxima no ponto de maior encurtamento (ou próximo dele) do músculo a ser treinado (a isometria não necessariamente precisa ser realizada no mesmo exercício que será executado posteriormente); imediatamente após a isometria, iniciar a execução dinâmica do movimento (para o mesmo grupo muscular) até a falha concêntrica, utilizando cargas leves a moderadas. Exemplo: realizar contração isométrica máxima de peitoral no *peck deck*, por 20 segundos, e executar, na sequência, a série dinâmica de supino.

- Evidências científicas: Esse é um dos métodos propostos como alternativa ao *Kaatsu training*, pois especula-se que a isometria sustentada previamente gere um estado de isquemia e hipóxia para a realização de repetições subsequentes, sob essa condição. No entanto, a literatura carece de investigações originais sobre esse método. Gentil et al. (2006a) compararam os efeitos de diferentes métodos de treinamento sobre respostas agudas de lactato e características de carga. O método isodinâmico apresentou maior tempo sob tensão quando comparado aos métodos tradicionais (10RMs e 6RMs) e repetições forçadas, além de maior carga total mobilizada do que os tradicionais. Quanto ao lactato, todos os métodos investigados aumentaram significativamente os níveis em relação ao repouso, sem diferença estatística entre eles. Cabe ressaltar que, apesar de não ser observada diferença estatística, os níveis absolutos do lactato foram maiores nos métodos isodinâmico e pico de contração em relação aos demais. Em outro estudo, Gentil et al. (2006b) confirmaram uma maior magnitude de estresse metabólico nos métodos .isodinâmico e pico de contração, observando níveis significativamente maiores de lactato sanguíneo em relação aos métodos de 10RMs e superlento. Há a necessidade de estudos que verifiquem os efeitos crônicos do método.

- Considerações do autor: a isometria prévia gera um estado de isquemia e hipóxia devido ao colabamento dos vasos sanguíneos, aumentando a sensação de dor e queimação previamente a execução da série, o que pode comprometer a técnica de execução dinâmica devido à fadiga. Dessa forma, esse método deve ser direcionado a indivíduos que apresentem pleno domínio das técnicas de execução; deve-se estimular a respiração contínua durante a isometria, no intuito de atenuar as respostas da pressão arterial.

Pico de contração (isometria funcional)

- Objetivos: elevar o estresse metabólico em treinamentos com baixas cargas, através da realização de contrações isométricas em meio às repetições dinâmicas da série.

- Execução: utilizando cargas leves a moderadas, executar a série proposta, realizando ações isométricas com duração de 2 a 3 segundos ao final de cada fase concêntrica; levar a execução até a falha concêntrica.

- Evidências científicas: Gentil et al. (2006a;b) compararam os efeitos de diferentes métodos de treinamento sobre respostas agudas de lactato e características de carga. O método pico de contração apresentou resultados semelhantes ao isodinâmico (citado acima), podendo ser uma opção de substituição/variação. Keogh et al. (1999) observaram que o método pico de contração proporcionou maior produção aguda de força concêntrica e níveis semelhantes de ativação muscular, força excêntrica e tempo sob tensão em relação ao método tradicional, no exercício supino. Os autores especulam que o método pode ser mais eficiente que o tradicional para hipertrofia muscular, mas reconhecem a necessidade de estudos longitudinais que confirmem essa hipótese.

- Considerações do autor: deve-se evitar a utilização desse método em exercícios que apresentam encaixe articular ao final da fase concêntrica (ex. supino, agachamento), pois a isometria nesse ponto será improdutiva; nesses exercícios, uma opção é a realização da isometria no ponto de maior braço de resistência da alavanca (ponto de maior tensão), método que é conhecido por alguns como isometria funcional.

Super séries (supersets)

- Objetivos: aumentar o tempo de estímulo através da execução sequencial de exercícios para o mesmo grupo muscular, sem intervalos entre eles; estimular fibras musculares diferentes na mesma série, através da execução de exercícios diferentes para o mesmo grupo muscular.

- Execução: Executar dois ou mais exercícios para o mesmo grupo muscular, de forma sequencial e sem intervalo entre eles. Exemplo: executar uma série de agachamento e, na sequência, sem intervalo, executar uma série de *leg press*. As super séries podem ser classificadas como *bi-set* (2 exercícios em sequência), *tri-set* (três exercícios) ou série gigante (quatro ou mais exercícios). Exemplo:

Super-série	1ª série		2ª série
Bi-set	AG + LP	Intervalo	...
Tri-set	DES + RA + EL		...
Série gigante	SR + SI + SD + CR		...

AG: agachamento; LP: leg press; DES: desenvolvimento; RA: remada alta;
EL: elevação lateral; SR: supino reto; SI: supino inclinado; SD: supino
declinado; CR: crucifixo

- Evidências científicas: Ceola e Tumerelo (2008) investigaram os efeitos da série gigante sobre hipertrofia muscular aferida através de perimetria, após 4 e 8 semanas de treinamento, comparando os resultados com o método tradicional. Os resultados revelaram que os aumentos nos perímetros foram mais evidenciados nas primeiras 4 semanas de treinamento no método de série gigante, porém, após 8 semanas, o método tradicional obteve resultado superior. Os autores concluíram que, para aumentos rápidos na perimetria, o método parece eficaz, porém, se o programa de treinamento exceder 4 semanas, o método perde eficiência em relação ao tradicional. Uchida et al. (2006) compararam os efeitos dos métodos *tri-set* e múltiplas séries (tradicional) sobre alterações estruturais e hormonais após 8 semanas de treinamento. Os autores não observaram alterações significativas sobre as variáveis estruturais, porém constataram que o método *tri-set* impôs mais estresse ao organismo, elevando, de forma aguda e crônica, os níveis séricos de cortisol e diminuindo a relação testosterona/cortisol. Já o método tradicional proporcionou ambiente hormonal mais favorável ao anabolismo.

- Considerações do autor: pela execução sequencial de exercícios, sem intervalos, o nível de esforço parece aumentar do *bi-set* para a série-gigante, sendo interessante adotar um esquema de progressão nessa ordem, no caso da introdução do método de super séries em praticantes de musculação; pelo elevado nível orgânico de estresse imposto pelo método, sugere-se sua aplicação por períodos curtos (microciclos de choque), seguidos de recuperação (microciclos recuperativos), considerando os resultados dos estudos supracitados.

Intervalos decrescentes

- Objetivos: elevar o estresse metabólico ao mesmo tempo em que se diminui as cargas externas de treino, às custas da diminuição do tempo de intervalo entre as séries no decorrer das semanas de treinamento.
- Execução: Estabelecer uma zona fixa de repetições máximas e mantê-la ao longo de algumas semanas (ex. 8 a 10RMs; 8 semanas); iniciar com cargas elevadas e intervalos longos entre as séries (ex. 2

minutos); diminuir o tempo de intervalo entre as séries em 15 segundos por semana, até atingir o limite de 30 segundos; caso necessário, reduzir a carga externa para se adequar à zona de repetições máximas proposta inicialmente. Exemplo:

Semanas	1ª	2ª	3ª	4ª	5ª
Séries	4	4	4	4	4
RMs	8-10	8-10	8-10	8-10	8-10
Intervalos	1'30"	1'15"	1'	45"	30"

• Evidências científicas: Souza Junior et al. (2010) compararam os efeitos de dois métodos de treinamento quanto à força máxima de supino e agachamento e área de secção transversa do braço e da coxa em 20 homens recreacionalmente treinados. O protocolo de treinamento durou 8 semanas e os sujeitos foram divididos em dois grupos, que diferiram quanto aos intervalos: 4 séries de 8-10 RMs com 2 minutos de intervalo entre as séries (G1); 4 séries de 8-10 RMs com intervalos que iniciavam em 2 minutos e regrediam em 15 segundos por semana, a partir da terceira semana (G2). Para manter o volume de treinamento dentro da zona proposta, o G2 diminuiu significativamente as cargas mobilizadas a partir da quarta semana. Os resultados revelaram que, mesmo com a diminuição significativa do peso levantado, ambos os grupos aumentaram força e área de secção transversa, sem diferença significativa entre eles. Mais recentemente, outro estudo com metodologia de treinamento semelhante, porém fazendo uso de suplementação de creatina nos dois grupos, encontrou os mesmos resultados (Souza Junior et al., 2011).

- Considerações do autor: a diminuição da carga externa de treinamento é uma das grandes dificuldades enfrentadas por profissionais de musculação, pois o componente "vaidade" é muito forte nesse ambiente. Esse método é bastante produtivo nesse sentido, pois a diminuição dos intervalos obriga a diminuição das cargas, sem comprometer os resultados; o método pode ser uma estratégia interessante a ser executada por praticantes que estão há muito tempo explorando séries pesadas e desejam, de forma gradativa, modificar o treinamento para enfatizar o estresse metabólico.

Métodos mistos

Séries descendentes (Drop-set)

- Objetivos: aumentar o tempo sob tensão e o trabalho total, possibilitando a execução de mais repetições em virtude da diminuição das cargas em meio à serie; explorar estresse tensional no início da série e estresse metabólico, ao final da série.

- Execução: iniciar com cargas elevadas, realizar repetições até a falha concêntrica; após atingir a falha, diminuir a carga (cerca de 10 a 20%) e, sem intervalo, retomar a execução novamente até a falha concêntrica; o procedimento de diminuição da carga externa pode ser repetido por duas ou três vezes ou até atingir os objetivos do treinamento. Exemplo:

Série	Repetições	Carga
1ª	5-7 RMs	80Kg
	Até a falha	65Kg
	Até a falha	50Kg
Intervalo		
2ª	Repetir	Repetir
...	...	...

- Evidências científicas: Keogh et al (1999) verificaram que, no *drop-set*, com a diminuição das cargas após fadiga, é possível manter um bom nível de ativação muscular por períodos prolongados, o que torna o método interessante para hipertrofia muscular. Gentil et al. (2006) compararam os efeitos de diferentes métodos de treinamento sobre respostas agudas de lactato e características de carga. Os resultados revelaram que o *drop-set* produziu maior tempo sob tensão e sobrecarga total (volume total de carga mobilizada) em relação aos demais métodos estudados, sendo portanto um método eficiente em promover altos níveis de estresse muscular e, supostamente, hipertrofia subsequente. Goto et al. (2003) mostraram que o *drop-set* (no trabalho: execução de uma série com baixa intensidade imediatamente após a execução de série com alta intensidade) elevou mais as concentrações de GH quando comparado à execução exclusiva de série de alta intensidade. Posteriormente, a mesma equipe de pesquisadores (Goto et al., 2004) observou que o adição de um *drop* na série final de um modelo tradicional de treino contribuiu para um aumento mais expressivo na área de secção transversa muscular, o que não foi observado no modelo tradicional. Outro estudo (Eichmann e Giessing, 2013) comparou os efeitos do *drop-set* com o treinamento tradicional sobre os ganhos de força e massa muscular de sujeitos treinados, após 10 semanas de intervenção. Para isso, os sujeitos foram divididos em três grupos: 1 série de *drop-set* até a falha concêntrica em cada exercício; 3 séries convencionais até a falha concêntrica em cada exercício; controle. Os resultados revelaram que ambos os grupos experimentais aumentaram força e massa muscular, porém o *drop-set* proporcionou maiores respostas, mesmo diante de um volume menor de séries. Cabe ressaltar que esse último estudo foi publicado em forma de resumo, impossibilitando análises mais criteriosas quanto aos métodos utilizados. Ogborn e Schoenfeld (2014) afirmam que uma provável explicação é que a diminuição das cargas após fadiga possibilita prolongar os estímulos às fibras do tipo I, aumentando a sua contribuição para a hipertrofia muscular.

- Considerações do autor: é aconselhável a execução em aparelhos com sistemas de carga por blocos ou tijolos, pois facilita e agiliza a diminuição das cargas; em decorrência do alto estresse proporcionado pelo método (alto tempo sob tensão, trabalho total elevado), não é recomendada sua execução por períodos prolongados, a fim de evitar *overtraining*.

Pirâmide crescente

- Objetivos: preparar a musculatura para suportar o aumento da intensidade no decorrer da sessão de treino, aumentando progressivamente a carga em cada série; explorar estresse metabólico no início do exercício e estresse tensional, ao final do exercício.
- Execução: realizar a primeira série do exercício com cargas leves/moderadas; dar intervalo entre as séries

e aumentar progressivamente a carga em cada série subsequente, diminuindo a quantidade de repetições; não existe regra para o aumento de carga, mas, geralmente, aumenta-se a carga entre 10 e 20%. Exemplo:

Série	Repetições	Carga	Intervalo
1ª	11-13 RMs	80 Kg	1'
2ª	9-11 RMs	90 Kg	1'30"
3ª	7-9 RMs	100 Kg	2'
4ª	5-7 RMs	110 Kg	2'30"

• Evidências científicas: Como a premissa básica para explorar o estresse tensional é a quantidade de carga mobilizada, questiona-se a eficiência desse método, haja vista que nas últimas séries, onde o objetivo é aumentar as cargas, a fadiga prévia prejudica a capacidade de mobilização de cargas, consequentemente, reduzindo o aproveitamento do estresse tensional. No entanto, De Salles et al. (2008a) não observaram diferenças significativas no número de repetições entre os métodos piramidal crescente e decrescente com as mesmas configurações de carga. No referido estudo, as cargas utilizadas foram de 70, 80 e 90% de 1RM no exercício de cadeira extensora, sendo que os sujeitos realizavam duas ordens de execução distintas (da

47

mais leve para a mais pesada e vice-versa), utilizando intervalos fixos de 3 minutos entre as séries. Em outro estudo, Da Silva et al. (2010) encontraram níveis semelhantes de CK após realização dos métodos piramidais crescente e decrescente, sugerindo que ambos sejam igualmente eficientes em promover microlesões e processo inflamatório subsequente, importante indutor de hipertrofia muscular. Cabe ressaltar que o modelo de pirâmide crescente utilizado no estudo de Da Silva et al. (2010) foi o originalmente proposto por Thomas DeLorme, onde somente a carga era aumentada, mas o número de repetições se mantinha fixo em 10 (as duas primeiras séries eram realizadas de forma submáxima e somente a última era executada até a falha). Os autores concluíram que a escolha por um ou outro método fica a critério do treinador, haja vista que parecem ser semelhantes em suas respostas. Charro et al. (2010) compararam as respostas metabólicas, hormonais e perceptuais agudas entre o método piramidal crescente e o de múltiplas séries em sujeitos recreacionalmente treinados. Os métodos foram equiparados quanto ao volume total de carga mobilizada. Os resultados não mostraram diferenças significativas entre os métodos. O mesmo grupo de autores (Charro et al., 2012) realizou trabalho semelhante para comparar os efeitos sobre marcadores agudos de dano muscular. Da mesmo forma, os resultados não revelaram diferença entre os métodos. Gentil (2011) alerta para que, mesmo diante do aumento das cargas, as repetições sejam mantidas dentro da zona recomendada para hipertrofia muscular, a fim de não desconfigurar o objetivo.

- Considerações do autor: sob condição de fadiga prévia, o aumento das cargas pode prejudicar a técnica de execução, aumentando o risco de lesão, portanto, a aplicação do método deve ser direcionada para indivíduos que apresentem amplo domínio das técnicas; o método pode ser uma estratégia interessante a ser utilizada por praticantes que estão há muito tempo explorando séries com muitas repetições e desejam, de forma gradativa, modificar o treinamento para enfatizar o estresse tensional.

Pirâmide decrescente

- Objetivos: aproveitar o estado de descanso inicial para mobilizar altas cargas, diminuindo as cargas com a progressão da série, adequado-se à situação de fadiga; explorar estresse tensional no início do exercício e estresse metabólico ao final do exercício

- Execução: realizar a primeira série do exercício com cargas elevadas; dar intervalo entre as séries e diminuir progressivamente a carga em cada série subsequente, aumentando a quantidade de repetições; não existe regra para a diminuição de carga, mas, geralmente, diminui-se a carga entre 10 e 20%. Exemplo:

Série	Repetições	Carga	Intervalo
1ª	5-7 RMs	110 Kg	2'30"
2ª	7-9 RMs	100 Kg	2'
3ª	9-11 RMs	90 Kg	1'30"
4ª	11-13 RMs	80 Kg	1'

- Evidências científicas: Como a premissa básica para explorar o estresse tensional é a quantidade de carga mobilizada, Gentil (2011) sugere que o aproveitamento da pirâmide decrescente seja melhor em relação à crescente, haja vista que cargas maiores são mobilizadas nas séries iniciais. Com a instalação da fadiga, as cargas são diminuídas e passa-se a enfatizar o estresse metabólico. No entanto, conforme já mencionado no método anterior, De Salles et al. (2008a) não observaram diferenças significativas no número de repetições entre os métodos piramidal crescente e decrescente com as mesmas configurações de carga e intervalos fixos de 3 minutos entre as séries, sugerindo que o aproveitamento dos diferentes tipos de estresse seja semelhante entre os métodos. Em outro estudo, Da Silva et al. (2010)

encontraram níveis semelhantes de CK após realização dos métodos piramidais crescentes e decrescentes, sugerindo que ambos sejam igualmente eficientes em promover microlesões e processo inflamatório subsequente, importante indutor de hipertrofia muscular. Cabe ressaltar que o modelo de pirâmide decrescente utilizado no estudo de Da Silva et al. (2010) foi o originalmente proposto (Oxford), onde somente a carga era diminuída, mas o número de repetições se mantinha fixo em 10 (somente a primeira série era realizada até a falha, sendo que as duas últimas eram submáximas). Os autores concluíram que a escolha por um ou outro método fica a critério do treinador, haja vista que parecem ser semelhantes em suas respostas. Faz-se necessária a realização de investigações longitudinais envolvendo os métodos piramidais.

- Considerações do autor: o método possibilita a mobilização de cargas elevadas em situação de descanso, o que facilita a técnica de execução, sendo portanto interessante para indivíduos que estão iniciando a vivência com os métodos avançados de treino; o método pode ser uma estratégia interessante a ser executada por praticantes que estão há muito tempo explorando séries pesadas e desejam, de forma gradativa, modificar o treinamento para enfatizar o estresse metabólico; uma estratégia interessante para definir os estímulos é utilizar o método no decorrer da sessão (mais carga nos primeiros exercícios e menos carga nos últimos) e não por exercício.

Pré-exaustão

- Objetivos: como nos exercícios multiarticulares, vários grupos musculares são solicitados, a interrupção do exercício pode-se dar em decorrência da fadiga de músculos que não são considerados principais no exercício. Assim, o objetivo é gerar fadiga no músculo alvo (estresse metabólico) previamente à execução do exercício principal, a fim de que o mesmo seja mais exigido nesse último exercício (estresse tensional).

- Execução: executar um exercício uniarticular previamente à execução de um exercício multiarticular envolvendo o mesmo grupo muscular. Exemplo: realizar o crucifixo antes do supino, com o objetivo de fadigar o peitoral previamente ao exercício principal; realizar a extensão de joelhos antes do agachamento, com o objetivo de fadigar o quadríceps previamente ao exercício principal.

- Evidências científicas: Sob condição de fadiga, o padrão de recrutamento neuromuscular é alterado, favorecendo a ativação de músculos não fatigados (Behm e St-Pierre, 1997). Essa ideia foi considerada por Augustson et al. (2003), ao analisarem o nível de ativação dos músculos reto femoral, vasto lateral e glúteo máximo em duas condições de execução do exercício de agachamento no *hack*: com pré-exaustão (extensão de joelhos em cadeira extensora) e sem pré-exaustão. Os autores observaram menores níveis de ativação nos músculos do quadríceps durante o exercício de agachamento quando precedido pela extensão de joelhos, sem diferença significativa para o glúteo máximo. Outro estudo (Gentil et al., 2007) verificou os efeitos da pré-exaustão sobre o padrão de ativação dos músculos peitoral, deltoide anterior e tríceps braquial em duas ordens de execução distintas: *Peck Deck* + Supino (Pré-exaustão) *vs* Supino + *Peck Deck* (Pós-exaustão). Os autores verificaram que na condição de pré-exaustão, apesar de não mostrar alteração significativa, a ativação do peitoral apresentou delta de -5,44% no supino, enquanto a ativação do tríceps braquial aumentou significativamente em 33,67%, sem diferença para o deltoide. Simão et al. (2012) concluem a ideia em um estudo de revisão sobre os efeitos da ordem de execução dos exercícios, afirmando que a pré-exaustão não é uma técnica efetiva quando se objetiva aumentar o recrutamento neuromuscular dos grandes grupos nos exercícios considerados "principais". Todavia, De Salles et al. (2008b) observaram que, na condição de pré-exaustão, o volume total de repetições para membros inferiores foi maior em relação à ordem inversa, fato que pode elevar o estresse e auxiliar nas respostas hipertróficas. Mais recentemente, Fisher et al. (2014) conduziram estudo, com duração de 12 semanas, comparando os efeitos de 3 intervenções distintas sobre força e massa magra de sujeitos treinados: pré-exaustão sem intervalo entre os exercícios, pré-exaustão com intervalo entre os exercícios e pós-exaustão. Os resultados revelaram que todos os métodos foram eficientes em aumentar os níveis de força, sem diferença estatística entre eles. Quanto à massa magra, nenhum dos métodos promoveu alterações significativas.

- Considerações do autor: apesar de não apresentar eficiência em relação à ativação dos grandes grupos, o método parece eficaz em aumentar o recrutamento dos pequenos grupos (pelo menos, no supino), sendo uma estratégia interessante quando se deseja enfatizar o trabalho de tais músculos nos exercícios básicos (multiarticulares).

Pós-exaustão (prioritário)

- Objetivos: como nos exercícios multiarticulares, vários grupos musculares são solicitados, a interrupção do exercício pode-se dar em decorrência da fadiga de músculos que não são considerados principais no exercício. Assim, o objetivo é proporcionar a continuação do estímulo ao músculo alvo (estresse metabólico), através da execução de um exercício uniarticular, após a interrupção (por fadiga) do exercício multiarticular (estresse tensional).

- Execução: executar um exercício uniarticular após a execução de um exercício multiarticular envolvendo o mesmo grupo muscular. Exemplo: realizar o crucifixo logo após o supino, com o objetivo de continuar estimulando o peitoral; realizar a extensão de joelhos logo após o agachamento, com o objetivo de continuar estimulando o quadríceps.

- Evidências científicas: Gentil et al. (2007) observou que a realização prévia do supino (antes do *Peck Deck*) possibilitou a execução de mais repetições no exercício em relação à ordem inversa. Considerando o supino como um dos exercícios principais, o método pós-exaustão se torna mais interessante que o inverso. Além disso, os autores observaram que a ativação do peitoral na execução de pós-exaustão (prioritária) tende a ser maior quando comparada à condição pré-exaustão. No entanto, Fisher et al. (2014) conduziram estudo, com duração de 12 semanas, comparando os efeitos de 3 intervenções distintas sobre força e massa magra de sujeitos treinados: pré-exaustão sem intervalo entre os exercícios, pré-exaustão com intervalo entre os exercícios e pós-exaustão. Os resultados revelaram que todos os métodos foram eficientes em aumentar os níveis de força, sem diferença estatística entre eles. Quanto à massa magra, nenhum dos métodos promoveu alterações significativas.

- Considerações do autor: a mobilização de altas cargas no exercício multiarticular é maximizada, pois a execução se dá em situação de descanso. Assim, consegue-se definir bem os estímulos na sessão, progredindo do tensional (multiarticular) para o metabólico (uniarticular); por facilitar a técnica de execução (mais carga no começo, através do exercício multiarticular; menos carga no final, através do exercício uniarticular), pode ser uma opção interessante para indivíduos que estão iniciando a vivência com métodos avançados de treinamento.

Métodos indefinidos

Agonista-antagonista

- Objetivos: otimizar o tempo de treinamento, devido ao aproveitamento dos intervalos entres as séries para trabalhar músculos antagonistas; estimular o redirecionamento do fluxo sanguíneo para uma região corporal específica, no intuito de facilitar o aporte de oxigênio e nutrientes para potencializar o desempenho e os resultados; aproveitar a diminuição da coativação para maximizar a tensão muscular.

- Execução: executar dois exercícios para músculos antagonistas de forma pareada, aproveitando o intervalo de descanso de um para executar o outro; os exercícios podem ser executados com breve intervalo ou sem intervalo entre eles. Exemplo:

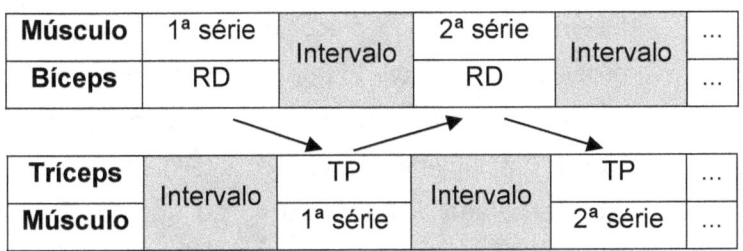

Músculo	1ª série	Intervalo	2ª série	Intervalo	...
Bíceps	RD		RD		...

Tríceps	Intervalo	TP	Intervalo	TP	...
Músculo		1ª série		2ª série	...

RD: rosca direta; TP: tríceps na polia alta

- Evidências científicas: Nobre et al. (2010) observaram melhora no desempenho agudo do exercício de extensão de joelhos quando precedido por série de flexão de joelhos. Os autores investigaram o desempenho agudo no teste de 10RMs de extensão de joelhos com e sem a execução prévia de 10RMs de flexão de joelhos. Na condição pareada, a média de desempenho aumentou para 13 repetições, sugerindo que a fadiga prévia do músculo antagonista pode potencializar o desempenho do agonista. Machado et al. (2007) encontraram resultados semelhantes após investigarem o desempenho do movimento de flexão de cotovelos com carga de 80% de 1RM, após dois protocolos de aquecimento distintos: 2 séries de 12 repetições de flexão de cotovelos com 60% de 1RM e 1 minuto de intervalo entre as séries; 2 séries de 12 repetições de extensão de cotovelos com 60% de 1RM e 1 minuto de intervalo entre as séries. O teste de repetições máximas com 80% de 1RM apresentou melhor desempenho quando precedido de aquecimento do músculo antagonista (10,86 vs 7,66 repetições). Paz et al. (2014) também observaram aumento no volume total de treinamento (repetições totais) no esquema agonista-antagonista em relação ao tradicional, nos exercícios supino e remada aberta, além de aumento na ativação dos músculos envolvidos no segundo exercício. Esse aumento do volume de repetições para as mesmas configurações de carga pode ser interessante para elevar o estresse muscular e, por conseguinte, as respostas hipertróficas (Schoenfeld, 2011). Robbins et al. (2010) concluíram que o treinamento agonista-antagonista aumenta a densidade do treino, permitindo a execução de um volume maior de repetições em menos tempo, sem alterar a intensidade. A característica de ser tempoeficiente pode ser viável para indivíduos que têm pouco tempo disponível para treinar. Além disso, a maior densidade pode contribuir para elevar os níveis de estresse muscular, sendo importante no estímulo à hipertrofia, porém, estudos longitudinais são necessários. Cabe ressaltar que os efeitos desse método são mais evidenciados nos exercícios/músculos executados posteriormente (após a execução do antagonista). Quanto ao intervalo entre os exercícios na série pareada, Maia et al. (2014) observaram melhores respostas agudas de volume e sinal eletromiográfico diante da ausência de intervalo ou com a adoção de intervalos curtos (ex.: 30 segundos e 1 minuto).

- Comentários do autor: o método é indefinido, pois pode ser utilizado para enfatizar estresse tensional ou metabólico, de acordo com a configuração adotada para a manipulação das variáveis; o estresse não necessariamente precisa ser igual para os músculos antagonistas, podendo seguir os formatos: tensional/tensional, metabólico/metabólico, tensional/ metabólico, metabólico/tensional; pelo maior redirecionamento do fluxo sanguíneo para a região mobilizada, a sensação de *pumping* (inchaço) é aumentada; a escolha do exercício deve considerar planos e eixos de movimento, a fim de selecionar exercícios que sejam realmente antagonistas (exemplo: supino reto e remada aberta; rosca direta e tríceps na polia alta; desenvolvimento com pegada aberta e puxada na polia alta com pegada aberta).

Agonista-antagonista contralateral

• Objetivo: aumentar a tensão muscular em decorrência da ativação simultânea de músculos antagonistas contralaterais; diminuir o déficit bilateral.

• Execução: executar simultaneamente exercícios antagonistas nos membros contralaterais. Os movimentos realizados nos segmentos atuantes são exatamente iguais do ponto de vista cinemático, diferindo quanto a aplicação de forças (cinética). Exemplo: executar flexão do cotovelo direito com halter e, simultaneamente, extensão do cotovelo esquerdo em polia alta, sincronizando ações concêntricas e excêntricas.

• Evidências científicas: Weineck (2003), citando Adam e Werchoshanskij (1974), afirma que no treinamento do flexor do cotovelo, a tensão da flexão do braço esquerdo – e também o estímulo do treinamento – é aumentada se os extensores do braço direito forem tensionados simultaneamente. Ohtsuki (1983) corroborou essa afirmação ao identificar que o déficit bilateral é diminuído quando o músculo antagonista contralateral é ativado. O mesmo autor observou que diante da contração voluntária do bíceps braquial direito, o tríceps esquerdo, mesmo estando relaxado, tem seu sinal eletromiográfico aumentado em relação ao repouso. Isso se deve ao fenômeno da coativação (ativação simultânea de agonistas e antagonistas) e à inervação cruzada. Dessa forma, se os músculos antagonistas contralaterais forem ativados simultaneamente, a tensão muscular é aumentada em decorrência da coativação antagonista cruzada. Essa característica pode aumentar o estresse e os estímulos hipertróficos decorrentes. Porém, estudos longitudinais são necessários para verificar os efeitos do método sobre a massa muscular.

- Comentários do autor: o método é indefinido, pois pode ser utilizado para enfatizar estresse tensional ou metabólico, de acordo com a configuração adotada para a manipulação das variáveis; o trabalho simultâneo de músculos antagonistas contralaterais eleva a exigência ao sistema neuromuscular, aumentando a complexidade, portanto, devendo ser aplicado a indivíduos experientes, a fim de não comprometer a técnica de execução; pesquisas práticas realizadas em cursos (dados ainda não publicados) têm mostrado que a aplicação do método possibilita o aumento do volume (repetições) para uma mesma carga, em relação à execução unilateral de um determinado exercício; a aplicação de força em direções opostas entre os membros gera perturbações ao centro de gravidade, o que pode ser interessante para potencializar a ação sobre os músculos do core enquanto trabalha outros segmentos corporais.

Circuito

- Objetivo: aumentar o gasto calórico, aumentar a participação do componente cardiorrespiratório e otimizar o tempo da sessão de treino, através da execução sequencial de exercícios envolvendo grandes grupos musculares, de forma alternada por segmento.

- Execução: selecionar entre 6 e 10 exercícios (estações), prioritariamente multiarticulares; ordenar os exercícios de forma alternada por segmento; executar a primeira passagem, que consiste na realização de 1 série de cada exercício de forma sequencial, sem intervalo ou com pequenos intervalos (15 a 30 segundos) entre os exercícios; repetir a passagem por mais 1, 2 ou 3 vezes, adotando descanso de 1 a 3 minutos entre as passagens; pode-se estipular um número fixo de repetições por exercício (ex. 15 repetições) ou adotar execução por tempo predeterminado (ex. 30 segundos).

- Evidências científicas: Os efeitos relacionados ao método de circuito vem sendo estudados há bastante tempo. Já na década de 1970, Wilmore et al. (1978) mostraram bons resultados relacionados à sua utilização. No referido estudo, os autores conduziram um programa de treinamento em formato de circuito, no qual homens e mulheres foram submetidos a 10 semanas de intervenção. O circuito continha 10 exercícios, nos quais foram realizadas 3 passagens. A carga utilizada variou entre 40-55% de 1RM, sendo que os sujeitos foram incentivados a realizar a máxima quantidade de repetições em 30 segundos, seguidos de 15 segundos de intervalo entre os exercícios. Ao final da intervenção, os autores observaram aumento significativo na massa magra, aumento do perímetro de braço flexionado e diminuição do somatório de dobras cutâneas nos grupos experimentais, além de melhora na força e condicionamento cardiorrespiratório. Não foram observadas alterações no grupo controle. Cabe ressaltar que a duração média das sessões de treino foi de 22,5 minutos. Investigações mais recentes têm confirmado a eficácia do método. Alcaraz et al. (2011) verificaram que o treinamento em circuito com cargas compatíveis com a execução de 6RMs promoveu resultados semelhantes sobre o aumento de massa muscular de homens treinados, em relação ao treinamento convencional (múltiplas séries), porém otimizando o tempo da sessão. No que se refere ao gasto calórico durante e logo após a sessão de treino, Murphy e Schwarzkopf (1992) observaram que o circuito promoveu melhores respostas em relação ao formato tradicional. Em suma, quando comparado ao método tradicional, De Salles e Simão (2014) concluem a ideia, afirmando que o método é interessante para promover hipertrofia muscular em magnitude semelhante, maximizar a redução do percentual de gordura e otimizar o tempo de treino.

- Comentários do autor: o método é indefinido, pois pode ser utilizado para enfatizar estresse tensional ou metabólico, de acordo com a configuração adotada para a manipulação das variáveis; pela característica de otimização do tempo, o método se apresenta como uma estratégia interessante para pessoas que possuem pouco tempo para treinar; sugere-se a disposição dos exercícios (estações) de forma a otimizar o espaço, ou seja, próximos uns dos outros, facilitando a troca; deve-se evitar sua utilização em horários de pico nas academias, pois a ocupação dos equipamentos por outros praticantes e a necessidade de revezamento podem prejudicar a dinâmica do método.

CONSIDERAÇÕES FINAIS

Com base na literatura pesquisada, não existem evidências científicas suficientes a ponto de suportar a superioridade de um método sobre outro, assim como não existe nada que desabone algum dos métodos apresentados. No entanto, alguns métodos se destacam pela eficiência comprovada, enquanto outros necessitam de mais estudos, principalmente, longitudinais. A tabela abaixo resume os métodos que já tiveram seus efeitos investigados em âmbito agudo e crônico.

Efeitos investigados	Métodos
Agudos	Repetições forçadas, Pausa-descanso, Isodinâmico, Pico de contração, Agonista-antagonista, Agonista-antagonista contralateral
Crônicos	Repetições negativas, Oclusão vascular parcial, Super-séries, Intervalos decrescentes, Séries-descendentes, Pré-exaustão, Pós-exaustão, Pirâmides, Circuito

Assim, sugere-se ênfase sobre os métodos que já apresentam efeitos crônicos comprovados, principalmente em programas de treinamento de médio/longo prazo. No entanto, considerando os efeitos agudos de alguns métodos, principalmente no que se refere aos marcadores diretos e indiretos de estresse (tensional e metabólico), bem como sobre as vias de sinalização de síntese proteica miofibrilar, os mesmos se tornam opções interessantes para utilização em fases pontuais de uma periodização (ex. microciclo de choque).

Nesse ponto da leitura, espero que essas informações tenham contribuído para um aproveitamento mais sensato e consciente dos diferentes métodos, bem como incentivado a condução de novas e mais profundas pesquisas sobre o tema.

REFERÊNCIAS BIBLIOGRÁFICAS

ACSM - AMERICAN COLLEGE OF SPORTS MEDICINE. Position stand: progression models in resistance training for healthy adults. **Medicine and Science in Sports and Exercise**. 41(3): 687-708, 2009.

ALCARAZ, PE; PEREZ-GOMEZ, J; CHAVARRIAS, M; BLAZEVICH, AJ. Similarity in adaptations to high-resistance circuit vs. traditional strength training in resistance trained men. **Journal of Strength and Conditioning Research**. 25: 2519-2527, 2011.

AUGUSTSSON, J; THOMEÉ, R; HORNSTEDT, P; LINDBLOM, J; KARLSSON, J; GRIMBY, G. Effect of pre-exhaustion exercise on lower-extremity muscle activation during a leg press exercise. **Journal of Strength and Conditioning Research**. 17(2): 411-416, 2003.

BEHM, DG; ST-PIERRE, DM. Effects of fatigue duration and muscle type on voluntary and evoked contractile properties. **Journal of Applied Physiology**. 82(5): 1654-1661, 1997.

BURD, NA.; MITCHELL, CJ; CHURCHWARD-VENNE, TA; PHILLIPS, SM. Bigger weights may not beget bigger muscles: evidence from acute muscle protein synthetic responses after resistance exercise. **Applied Physiology, Nutrition, and Metabolism**. 37(3): 551–554, 2012.

CEOLA, MHJ; TUMELERO, S. Grau de hipertrofia muscular em resposta a três métodos de treinamento de força muscular. **Lecturas Educacion Fisica y Deportes**. 13(121), 2008.

CHARRO, MA; AOKI, MS; COUTTS, AJ; ARAUJO, RC; BACURAU, RF. Hormonal, metabolic and perceptual responses to different resistance training systems. **Journal of Sports Medicine and Physical Fitness**. 50: 229-234, 2010.

CHARRO, MA; AOKI, MS; NOSAKA, K; FOSCHINI, D; FIGUEIRA JUNIOR, A; BACURAU, R. Comparison between multiple sets and half-pyramid resistance exercise bouts for muscle damage profiles. **European Journal of Sport Science**. 12(3): 249-254, 2012.

DA SILVA, DP; CURTY, VM; AREAS, JM; SOUZA, SC; HACKNEY, AC; MACHADO, M. Comparison of DeLorme with Oxford resistance training techniques: effects of training on muscle damage markers. **Biology of Sport**. 27(2): 77-81, 2010.

DE SALLES, BF; SILVA, JPM; OLIVEIRA, D; RIBEIRO, FM; SIMÃO, R. Efeito dos métodos pirâmide crescente e pirâmide decrescente no número de repetições do treinamento de força. **Arquivos em Movimento**. 4(1): 23-31, 2008a.

DE SALLES, BF; OLIVEIRA, N; RIBEIRO, FM; SIMÃO, R; NOVAES, JS. Comparação do método pré-exaustão e da ordem inversa em exercícios para membros inferiores. **Revista da Educação Física UEM**. 19(1): 85-92, 2008b.

DE SALLES, BF; SIMÃO, R. Bases científicas dos métodos e sistemas de treinamento de força. **Revista Uniandrade**. 15(2): 127-133, 2014.

EICHMANN, B; GIESSING, J. Effects of ten weeks of either multiple-set training or single-set training on strength and muscle mass. **British Journal of Sports Medicine**. 47: e3, 2013.

FISHER, JP; CARLSON, L.; STEELE, J; SMITH, D. The effects of pre-exhaustion, exercise order, and rest intervals in a full-body resistance training intervention. **Applied Physiology, Nutrition and Metabolism**. 39: 1265-1270, 2014.

FLECK, S. Non-linear periodization for general fitness & athletes. **Journal of Human Kinetics**. 29A: 41-45, 2011.

FLECK, SJ; KRAEMER, WJ. **Fundamentos do treinamento de força muscular**. 3 ed. Porto Alegre: Artmed, 2006.

GENTIL, P. **Bases científicas do treinamento de hipertrofia**. 4 ed. Rio de Janeiro: Sprint, 2011.

GENTIL, P; OLIVEIRA, E; FONTANA, K; MOLINA, G; OLIVEIRA, RJ; BOTTARO, M. Efeitos agudos de vários métodos de treinamento de força no lactato sanguíneo e características de cargas em homens treinados recreacionalmente. **Revista Brasileira de Medicina do Esporte**. 12(6): 303-307, 2006a.

GENTIL, P; OLIVEIRA, E; BOTTARO, M. Time under tension and blood lactate response during four different resistance training methods. **Journal of Physiological Anthropology**. 25: 339-344, 2006b.

GENTIL, P; OLIVEIRA, E; ROCHA JUNIOR, VA; CARMO, J; BOTTARO, M. Effects of exercise order on upper-body muscle activation and exercise performance. **Journal of Strength and Conditioning Research**. 21(4): 1082-1086, 2007.

GIESSING, J; FISHER, J; STEELE, J; ROTHE, F; RAUBOLD, K; EICHMANN, B. The effects of low volume resistance training with and without advanced techniques in trained participants. **The Journal of Sports Medicine and Physical Fitness**. Epud ahead of print, 2014.

GOTO, K; NAGASAWA, M; YANAGISAWA, O; KIZUKA, T; ISHII, N; TAKAMATSU, K. Muscular adaptations to combinations of high- and low-intensity resistance exercises. **Journal of Strength and Conditioning Research**. 18(4): 730-737, 2004.

GOTO, K; SATO, K; TAKAMATSU, K. A single set of low intensity resistance exercise immediately following high intensity resistance exercise stimulates growth hormone secretion in men. **Journal of Sports Medicine and Physical Fitness**. 43(2): 243-249, 2003.

GUEDES JR., DP; SOUZA JR., TP; ROCHA, AC. **Treinamento personalizado em musculação**. São Paulo: Phorte, 2008.

KEOGH, JWL; WILSON, GJ; WEATHERBY, RP. A cross-sectional comparison of different resistance training techniques in the bench press. **Journal of Strength and Conditioning Research.** 13(3): 247–258, 1999.

LOENNEKE, JP. Skeletal muscle hypertrophy: how important is exercise intensity? **Journal of Trainology.** 2: 28-31, 2012.

LOWERY, RP; JOY, JM; LOENNEKE, JP; DE SOUZA, EO; MACHADO, M; DUDECK, JE; WILSON, JM. Practical blood flow restriction training increases muscle hypertophy during a periodized resistance training programme. **Clinical Physiology and Functional Imaging.** 34(4): 317-321, 2014.

MACHADO, AF; PANTALEÃO, D; PAIVA, BM; TROYACK, ES. Influência do aquecimento com o músculo agonista e antagonista sobre o número máximo de repetições realizadas. **Coleção Pesquisa em Educação Física.** 6: 331-336, 2007.

MAIA, MF; WILLARDSON, JM; PAZ, GA; MIRANDA, H. Effects of different rest intervals between antagonist paired sets on repetition performance and muscle activation. **Journal of Strength and Conditioning Research.** 28(9): 2529-2535, 2014.

MARSHALL, PWM; ROBBINS, DA; WRIGHTSON, AW; SIEGLER, JC. Acute neuromuscular and fatigue responses to the rest-pause method. Journal of **Science and Medicine in Sport.** 15(2): 153-158, 2012.

MINOZZO, FC; LIRA, CAB; VANCINI, RL; SILVA, AAB; FACHINA, RJFG; GUEDES JR., DP; GOMES, AC; SILVA, AC. Periodização do treinamento de força: uma revisão crítica. **Revista Brasileira de Ciência e Movimento.** 16(1): 89-97, 2008.

MITCHELL, CJ; CHURCHWARD-VENNE, TA; WEST, DWD; BURD, NA; BREEN, L; BAKER, SK; Phillips, SM. Resistance exercise load does not determine training-mediated hypertrophic gains in young men. **Journal of Applied Physiology.** 113(1): 71–77, 2012.

MURPHY, E; SCHWARZKOPF, R. Effects of standard set and circuit weight training on excess post-exercise oxygen consumption. **Journal of Applied Sport Science Research.** 6: 88-91, 1992.

NOBRE, M; FIGUEIREDO, T; SIMÃO, R. Influência do método agonista-antagonista no desempenho do treinamento de força para membros inferiores. **Revista Brasileira de Fisiologia e Prescrição do Exercício.** 4(22): 397-401, 2010.

OGBORN, D; SCHOENFELD, BJ. The role of fiber types in muscle hypertrophy: implications for loading strategies. **Strength and Conditioning Journal.** 36(2): 20-25, 2014.

OHTSUKI, T. Decrease in human voluntary isometric arm strength induced by simultaneous bilateral exertion. **Behavioural Brain Research**, 7(2): 165-178, 1983.

PAZ, GA; MAIA, MF; LIMA, VP; MIRANDA, H. Efeito do método agonista-antagonista comparado ao tradicional no volume e ativação muscular. **Revista Brasileira de Atividade Física e Saúde.** 19(1): 54-63, 2014.

PEREIRA, B; SOUZA JR., TP. **Compreendendo a barreira do rendimento físico.** São Paulo: Phorte, 2005.

POPE, ZK; WILLARDSON, JM; SCHOENFELD, BJ. Exercise and blood flow restriction. **Journal of Strength and Conditioning Research.** 27(10): 2914-2926, 2013.

ROBBINS, DW; YOUNG, WB; BEHM, DG; PAYNE, WR. Agonist-antagonist paired set resistance training: a brief review. **Journal of Strength and Conditioning Research.** 27(10): 2873-2882, 2010.

ROIG, M; O'BRIEN, K; KIRK, G; MURRAY, R; MCKINNON, P; SHADGAN, B; REID, WD. The effects of eccentric versus concentric resistance training on muscle strength and mass in healthy adults: a systematic review with meta-analysis. **British Journal of Sports Medicine.** 43(8): 556–568, 2009.

SCHOENFELD, BJ. The mechanisms of muscle hypertrophy and their application to resistance training. **Journal of Strength and Conditioning Research**. 24(10): 2857-2872, 2010.

SCHOENFELD, BJ. The Use of specialized training techniques to maximize muscle hypertrophy. **Strength and Conditioning Journal**. 33(4): 60-65, 2011.

SCHOENFELD, BJ. Is there a minimum intensity threshold for resistance training-induced hypertrophic adaptations? **Sports Medicine**. 43(12): 1279-1288, 2013.

SCHOENFELD, BJ; PETERSON, MD; OGBORN, D; CONTRERAS, B; SONMEZ, GT. Effects of low- versus high-load resistance training on muscle strength and hypertrophy in well-trained men. **Journal of Strength and Conditioning Research**. Epub ahead of print, 2015.

SCOTT, BR; LOENNEKE, JP; SLATTERY, KM; DASCOMBE, BJ. Exercise with blood flow restriction: an update evidence-based approach for enhanced muscular development. **Sports Medicine**. 45(3): 313-325, 2015.

SOUZA JUNIOR, TP; FLECK, SJ; SIMÃO, R; DUBAS, JP; PEREIRA, B; PACHECO, EMB; SILVA, AC; OLIVEIRA, PR. Comparison between constant and decreasing rest intervals: influence on maximal strength and hypertrophy. **Journal of Strength and Conditioning Research**. 24(7): 1843–1850, 2010.

SOUZA JUNIOR, TP; WILLARDSON, JM; BLOOMER, R; LEITE, DL; FLECK, SJ; OLIVEIRA, PR; SIMÃO, R. Strength and hypertrophy responses to constant and decreasing rest intervals in trained men using creatine supplementation. **Journal of the International Society of Sports Nutrition**. 8(1):17, 2011.

TEIXEIRA, CVLS; GUEDES JR., DP. **Musculação desenvolvimento corporal global**. São Paulo: Phorte, 2009.

TEIXEIRA, CVLS; GUEDES JR., DP. **Musculação perguntas e respostas: as 50 dúvidas mais frequentes nas academias**. 2 ed. São Paulo: Phorte, 2013.

UCHIDA, MC; AOKI, MS; NAVARRO, F; TESSUTTI, VD; BACURAU, RFP. Efeito de diferentes protocolos de treinamento de força sobre parâmetros morfofuncionais, hormonais e imunológicos. **Revista Brasileira de Medicina do Esporte**. 12(1): 21-26, 2006.

WEINECK, J. **Treinamento ideal**. 9 ed. Barueri: Manole, 2003.

WILMORE, JH; PARR, RB; GIRANDOLA, RN; WARD, P; VODAK, PA; BARSTOW, TJ; PIPES, TV; ROMERO, GT; LESLIE, P. Physiological alterations consequent to circuit weight training. **Medicine and Science in Sports**. 10(2): 79-84, 1978.

WILSON, JM; LOWERY RP; JOY, JM; LOENNEKE, JP; NAIMO MA. Practical blood flow restriction training increases acute determinants of hypertrophy without increasing indices of muscle damage. **Journal of Strength and Conditioning Research**. 27(11): 3068-3075, 2013.

SOBRE O AUTOR

Cauê Vazquez La Scala Teixeira é natural de Santos, litoral do estado de São Paulo. Em Santos, formou-se em Educação Física (UNIMES), cursou especialização em Fisiologia do Exercício (CEFE/UNIMES) e em Treinamento de Força (UNISANTA) e concluiu o mestrado em Ciências da Saúde (UNIFESP). É funcionário público municipal, onde ocupa o cargo de Chefe da Seção de Avaliação Física. Atua também no segmento de treinamento personalizado. Há algum tempo, divide sua atuação prática com a docência e pesquisa na Faculdade Praia Grande e na Universidade Federal de São Paulo, além de participar como professor convidado em diversos cursos de especialização, extensão universitária, congressos e eventos por todo o Brasil. Sua contribuição científica conta com diversos livros e artigos científicos nas áreas de musculação e treinamento de força, treinamento funcional, treinamento personalizado e avaliação física. Recentemente, recebeu o prêmio Top FIEP Brasil nas categorias "livro" (2012-2013) e "profissional" (2013-2014).

Para saber mais, acesse www.caueteixeira.com.br.

www.ingramcontent.com/pod-product-compliance
Lightning Source LLC
Chambersburg PA
CBHW070811290526
45795CB00002B/680